Deepika Singh

Precisão em ortodontia: posicionamento de brackets e controlo de binário dinâmico

Deepika Singh

Precisão em ortodontia: posicionamento de brackets e controlo de binário dinâmico

Uma Revisão Sistemática sobre a Colocação Vertical de Braquetes: Impacto na Expressão de Torque e na Eficiência do Tratamento em Ortodontia

ScienciaScripts

Imprint

Cover image: www.ingimage.com

This book is a translation from the original published under ISBN 978-620-8-01305-9.

Publisher:
Sciencia Scripts
is a trademark of
Dodo Books Indian Ocean Ltd. and OmniScriptum S.R.L publishing group

120 High Road, East Finchley, London, N2 9ED, United Kingdom
Str. Armeneasca 28/1, office 1, Chisinau MD-2012, Republic of Moldova, Europe
Printed at: see last page
ISBN: 978-620-8-14612-2

RECONHECIMENTO

Gostaria de agradecer às muitas pessoas que tão generosamente contribuíram para o trabalho apresentado nesta dissertação.

Um profundo agradecimento ao meu Diretor **DR. SACHIT ANAND ARORA** pela sua fé constante no meu trabalho e pelo seu apoio e orientação.

Os nossos agradecimentos especiais vão para o **DR. ANSHUL SINGLA** Diretor do Departamento de Ortodontia,

I.T.S. Dental College and Research Institute, Greater Noida, que é também o meu guia entusiasta e sempre clemente. Uma palavra especial de apreço vai para a minha co-orientadora, a Professora **DR. AMRITA PURI**. Trabalhar com elas nesta dissertação foi uma experiência fantástica. Agradeço-lhes de todo o coração, não só pelo seu enorme apoio académico, mas também por me darem uma motivação constante e por serem um farol de esperança para mim.

Gostaria também de agradecer à minha equipa competente, o leitor, **DR. RAJESHWAR**, Professor Sénior, **DR. SHRUTI SHARMA**, Professor Sénior, **DR. MATHEW KOSHY VAIDYAN** pelo seu eterno apoio e encorajamento na elaboração desta dissertação.

Por último, mas não menos importante, agradeço à minha mãe, **a Sra. KIRAN CHAUHAN,** aos meus avós, **o Sr. R.K. SINGH CHAUHAN** e **a Sra. BEENA CHAUAHN**, aos meus tios, **o Sr. R.P. SINGH CHAUHAN** e a **Sra. DEEPSHIKHA CHAUHAN** e aos meus primos**, a Sra. RIYA CHAUAHN** e **o Mestre RIBHAV CHAUHAN**. Gostaria também de estender a minha mais profunda gratidão aos meus amigos **DR. HANIKSHA TALREJA, DR. LALNUNPUII PAUTU, DR. ASTHA VERMA, DR. PARAG GHODAKE.** Um agradecimento especial ao **Sr. DEEPANSH KAUSHIK** e à **Sra. AMISHA KUMARI** pelos seus dias constantes de amor e apoio quando mais precisei. As palavras são inadequadas para expressar os meus sentimentos para com eles. O seu amor, confiança e motivação mantiveram-me sempre concentrado. Eles são as pessoas mais importantes da minha vida e é a eles que dedico esta dissertação. Sem o apoio da minha família, não teria sido possível realizar esta maravilhosa viagem.

"São mais doces as bênçãos que se ganham com a oração e se usam com o agradecimento."

Dr. Deepika Singh

ÍNDICE

INTRODUÇÃO

A ortodontia é um campo especializado da medicina dentária que se concentra na correção de más oclusões e irregularidades dentárias, com o objetivo de obter uma oclusão funcional e um sorriso esteticamente agradável. Um dos componentes fundamentais do tratamento ortodôntico é o bracket, um pequeno dispositivo afixado nos dentes que serve de ponto de ancoragem para fios ortodônticos, elásticos e outros aparelhos. A colocação e o posicionamento dos brackets desempenham um papel crucial no sucesso global do tratamento ortodôntico, influenciando a mecânica do movimento dos dentes e, consequentemente, os resultados do tratamento.

A colocação de braquetes envolve um posicionamento preciso tanto na dimensão horizontal (mesiodistal) quanto na vertical (oclusogengival). Enquanto uma extensa pesquisa tem sido conduzida para entender os efeitos da angulação, rotação e posicionamento mesiodistal do braquete no movimento dentário, relativamente menos atenção tem sido dada às variações no posicionamento vertical dos braquetes e seu impacto na expressão do torque.

Angle criou o sistema edgewise, que se baseia num controlo tridimensional dos dentes através da inserção de um fio retangular num suporte com uma ranhura retangular[1]. Andrews promoveu a adoção do aparelho de fio reto (SWA), tirando partido do controlo proporcionado pelo sistema edgewise.[2] Ao utilizar braquetes específicos para cada dente, com caraterísticas essenciais que determinam a posição final do dente, o principal ponto de venda do SWA é a eliminação da cansativa flexão do fio. As únicas variáveis são a morfologia do dente e a localização do braquete na superfície do dente, pois os braquetes SWA já possuem os dados necessários para posicionar os dentes na posição correta (ponta, torque, altura e rotação).

Apesar do facto de o SWA ter várias vantagens, anos de experiência clínica e prática demonstraram que a dobragem do fio é, no entanto, ocasionalmente necessária. Erros no posicionamento dos braquetes resultarão em diferenças no posicionamento final dos dentes.[(3)] Inúmeras pesquisas têm focado no posicionamento vertical dos braquetes e como isso afeta o torque e a inclinação dos incisivos. O torque desempenha um papel significativo na movimentação ortodôntica dos dentes, pois influencia a rotação do dente no seu longo eixo. Quando um ortodontista aplica torque a um dente, ele exerce uma força de torção que faz com que a raiz do dente se mova numa direção específica. O controlo adequado do torque é crucial para conseguir um alinhamento e uma correção da mordida ideais durante o tratamento ortodôntico. A aplicação incorrecta do torque pode levar a movimentos dentários indesejados ou a atrasos no progresso do tratamento. Quando a colocação do bracket variou apenas um milímetro, foi observada uma alteração de até 10° no torque.[(4)] A variação na morfologia dentária tornaria qualquer prescrição insuficiente para proporcionar uma colocação óptima dos dentes, mesmo que a colocação dos brackets fosse feita corretamente.

A quantidade de torque aplicada a um dente tem sido associada à reabsorção radicular, um efeito colateral da terapia ortodôntica.[(5–7)]Quando um dente é torqueado, o ápice da raiz é deslocado horizontalmente, o que comprovadamente causa reabsorção radicular. Estudos que examinaram a relação entre a força de torque e a reabsorção radicular chegaram à mesma conclusão: maiores magnitudes de torque causam maior reabsorção. [(5–7)]

De acordo com Meyer e Nelson, no primeiro pré-molar inferior, que tem a maior curvatura oclusogengival de qualquer dente, um movimento vertical de 3mm do braquete resulta em uma mudança de 15° no torque aplicado.[8] Miethke descobriu que um deslocamento vertical de 5mm de um braquete anterior pode aumentar o torque em 18°,[9] e Germane e colegas mostraram que um erro de colocação vertical de 1mm pode alterar os valores de torque em até 10°.[10] Num estudo realizado por Miethke e Melsen, deslocamentos inferiores a 0,4mm tiveram apenas uma pequena influência no torque do braquete, mas desvios maiores resultaram em alterações de 2-10°.[11] Esses autores concluíram que um aparelho totalmente pré-ajustado era inatingível devido à variação morfológica individual.

Apesar de sua importância, a literatura sobre o impacto das variações no posicionamento vertical dos braquetes na expressão do torque permanece dispersa e com escopo limitado. Como o tratamento ortodôntico continua a avançar, a necessidade de diretrizes baseadas em evidências para a colocação de braquetes torna-se cada vez mais evidente. Portanto, esta revisão sistemática tem como objetivo consolidar o conhecimento existente e os resultados da pesquisa sobre a influência do posicionamento vertical dos braquetes na expressão do torque.

Nesta revisão sistemática, analisaremos e sintetizaremos a literatura disponível, com foco em estudos que investigam os efeitos da altura do braquete, da altura do slot do braquete e das variações na angulação do braquete no plano vertical sobre a expressão do torque. Também examinaremos as implicações clínicas desses achados e exploraremos o potencial de técnicas aprimoradas de colocação de braquetes para melhorar os resultados do tratamento ortodôntico.

Ao abordar as lacunas de conhecimento nesta área, pretendemos fornecer aos ortodontistas, investigadores e educadores uma compreensão mais clara da importância do posicionamento vertical dos braquetes na obtenção de uma expressão de torque ideal. Em última análise, esta revisão sistemática procura contribuir para o avanço das práticas ortodônticas baseadas em evidências, promovendo melhores resultados de tratamento e satisfação do paciente.

REVISÃO DA LITERATURA

(1) Miethke R. R. e Birte Melsen B. (1999)[11] afirmaram que é feito um grande esforço no desenho dos braquetes para conseguir uma conclusão óptima do tratamento ortodôntico no que diz respeito às correcções de 1ª, 2ª e 3ª ordem. Como esses braquetes são padronizados, a variação intraindividual dos dentes não é levada em consideração. A influência do deslocamento vertical dos braquetes nas correcções de 1ª e 3ª ordens foi estudada nos modelos de gesso, incluindo todos os dentes, desde os incisivos centrais até aos primeiros molares, de 28 jovens, ou seja, 14 homens e 14 mulheres, com idades compreendidas entre os 13 e os 48 anos (mediana de 26,0 anos), com todos os dentes permanentes (exceto os terceiros molares) completamente erupcionados, sem cavidades vestibulares ou restaurações e sem abrasões incisais/oclusais avançadas. Não foram incluídos indivíduos com maloclusões graves ou tratamento ortodôntico prévio com aparelhos fixos. Foram efectuados moldes de alginato, que foram imediatamente vertidos em gesso pedra preparado com um misturador a vácuo. Vinte e quatro horas depois, os modelos secos foram cortados com uma serra eléctrica no plano médio-sagital, até que pudessem ser facilmente separados no ponto de contacto dos incisivos centrais. Para estudar a variação no plano vertical, foram escolhidas aleatoriamente 14 metades direitas e 14 esquerdas dos modelos. A metade contralateral foi utilizada para o estudo da morfologia da coroa vestibular no plano horizontal do espaço. Os contornos faciais foram avaliados nas faces mesial, central e distal do braquete. Os contornos foram calculados com a fórmula de uma parábola, e o ajuste foi considerado suficiente. A variação interdental foi extrema, sendo que a maior curvatura foi encontrada entre os primeiros molares inferiores. A variação também foi acentuada entre os dentes correspondentes. A mudança no torque que ocorre como consequência da superfície curva, quando o braquete foi deslocado verticalmente 0,2, 0,4, 1,0 e 1,5 mm, é ilustrada em um gráfico de caixa e bigodes que expressa a distribuição percentual da variação acima ou abaixo do ponto central para a secção central. Desvios maiores em relação ao ponto central resultaram, entretanto, em alterações que variaram de 2° a 10°, dependendo do dente e do indivíduo. Pode-se concluir que a variação intraindividual na morfologia dentária é maior do que a variação entre os diferentes tipos de aparelhos pré-ajustados. Assim, se a abordagem do fio reto fosse seguida, o braquete teria que ser feito sob medida. Todos os cálculos foram efectuados com a condição prévia de que fossem utilizados fios de tamanho normal. Se este não for o caso, a discussão sobre a prescrição individual é de importância limitada.

(2) M. van Loenen, J. Degrieck, G. De Pauw e L. Dermaut (2005)[(12)] realizaram um estudo para determinar a variação do ângulo coroa/raiz (CRA) dos incisivos e caninos superiores, bem como a variação do seu contorno labial. Além disso, foi avaliada a influência da variabilidade do contorno labial e de diferentes alturas de braquetes no torque. Neste estudo, foram selecionados aleatoriamente 81 incisivos centrais maxilares extraídos e 79 caninos maxilares obtidos no Hospital Universitário de Ghent, Bélgica. A extração destes dentes foi realizada por diferentes razões, não rastreáveis. Foram excluídos os dentes desgastados, bem como aqueles com restaurações. Apenas os incisivos centrais superiores e os caninos superiores

foram utilizados, porque o torque é observado principalmente na região anterior superior. O incisivo lateral, apesar de ser considerado como tendo uma morfologia comparável à do incisivo central superior (mas mais pequeno), não foi incluído nesta investigação. Foram tiradas radiografias proximais de 160 dentes maxilares extraídos. Estas foram digitalizadas e analisadas com o Jasc® Paint Shop Pro 7TM e o Mathcad 2001 Professional®. A borda incisal, o centro da junção cemento-esmalte (CEJ) e o ápice da raiz foram digitalizados para definir o longo eixo da coroa e da raiz. O CRA foi definido como o ângulo formado pela intersecção do eixo longitudinal da coroa e o eixo longitudinal da raiz. A média, o desvio padrão (DP) e a amplitude destes ângulos foram calculados. Em várias alturas da superfície vestibular foi determinada uma tangente, permitindo a medição da inclinação da superfície vestibular. O CRA apresentou uma grande variabilidade. Este ângulo para os incisivos centrais superiores variou entre 170,7 e 194,8 graus, com uma variação de 24,1 graus. O valor médio encontrado foi de 183,9 graus (DP ± 6,2) e a mediana de 184,8 graus. Os caninos superiores apresentaram um valor médio de 183,0 graus (DP ± 6,2) de PCR, variando entre 167,0 e 195,3 graus. Isso representou uma variação de 28,3 graus. A mediana foi de 184,0 graus. As inclinações médias da curvatura da superfície vestibular para os incisivos variaram entre 28,7 (± 3,3) e 11,6 (± 4,9) graus. Entre 4 e 4,5 mm da borda incisal, os DPs foram os menores. A 4 mm da borda incisal, o mínimo da curvatura foi de 15,3 graus e o máximo de 26,6 graus. A 4,5mm da borda incisal, o ângulo da face vestibular variou entre 12,3 e 24,9 graus. Entre 2 e 4,5 mm das bordas incisais, o ângulo médio da superfície vestibular diferiu em cerca de 10 graus Para os caninos, as inclinações médias das superfícies vestibulares variaram entre 30,0 (± 4,2) e 10,2 (± 7,9) graus. O ângulo médio da superfície vestibular entre 2 e

4,5 mm da borda incisal dos caninos também diferiram em cerca de 10 graus, mas os DP foram muito maiores do que para os incisivos. As conclusões deste estudo mostram que, após o encaixe completo do arco, o mesmo fio no mesmo braquete pré-angulado resulta, para cada dente, em diferentes torques radiculares, devido à morfologia variável da coroa vestibular e a uma CRA variável. Pode-se concluir que a colocação de um braquete em um dente em alturas variadas, ainda dentro de uma faixa clinicamente aceitável, resulta em diferenças importantes na quantidade de torque radicular.

(3) Mestriner M. A., Enoki C., Mucha J. N. (2006)[(4)] realizaram um estudo com o objetivo de avaliar o grau de inclinação vestibulolingual das coroas dentárias mandibulares em relação à quantidade de torque expressa. Para isso, foram examinados gessos mandibulares e maxilares de 31 adultos brasileiros brancos (21 mulheres e 10 homens), com idades entre 17 anos e 2 meses e 30 anos (média de 22 anos e 1 mês), que nunca haviam sido submetidos a tratamento ortodôntico, com oclusão normal, aspeto facial agradável e sem histórico de tratamento ortodôntico prévio. Foi desenvolvido um dispositivo personalizado para medir o grau de inclinação (torque) dos slots dos braquetes dos aparelhos ortodônticos em relação ao plano de oclusão, em três alturas de colagem: padrão (centro da coroa clínica), oclusal (0,5mm oclusal em relação ao padrão) e cervical (0,5mm cervical em relação ao padrão). Para as 3 alturas de colagem avaliadas, não foram observadas diferenças significativas entre os valores obtidos nos hemiarcos mandibulares direito e esquerdo. Com exceção dos incisivos inferiores, que apresentaram uma pequena diferença de torque entre si (torque lingual da raiz para os incisivos centrais e torque vestibular da raiz para os incisivos laterais), os demais valores médios estão próximos aos encontrados na literatura. Devido à convexidade da face vestibular, o deslocamento vertical de 1mm dos braquetes, de oclusal para cervical, afetou os valores correspondentes ao torque normal, em aproximadamente 2 graus nos incisivos centrais e laterais, 3 graus nos caninos e 8 graus nos pré-molares e molares. O torque aumentou progressivamente nas três alturas de colagem para os incisivos centrais inferiores, mas a altura cervical apresentou um padrão mais uniforme, com um aumento médio de quase 5 graus para os dentes adjacentes. O deslocamento vertical dos braquetes ortodônticos, de oclusal para cervical, afetou os valores normais de torque da seguinte forma a) o torque dos incisivos inferiores tende a valores positivos (torque lingual da raiz), à medida que o braquete passa de oclusal para cervical; b) o torque dos dentes posteriores tende a valores negativos (torque vestibular da raiz) nas alturas cervicais, em comparação com as alturas oclusais; c) quanto mais cervical a posição do aparelho ortodôntico, menor a necessidade de aplicação do torque vestibular da raiz.e., oclusal e cervical, foram: a) incisivos centrais e laterais: aproximadamente 2 graus; b) caninos: aproximadamente 3 graus; c) pré-molares e molares: aproximadamente 8 graus.

(4) VIGORITO JW, MORESCA R, DOMINGUEZ GC, TORTAMANO A (2006)[13] realizaram um estudo com o objetivo de avaliar a variabilidade da superfície vestibular do incisivo central superior e avaliar sua influência na expressão do torque de braquetes pré-ajustados. Foram selecionados 50 incisivos centrais superiores extraídos do Departamento de Anatomia da Universidade Federal do Paraná, Brasil, de acordo com os três critérios a seguir, determinados por três ortodontistas experientes: caraterísticas anatômicas típicas de um incisivo central superior, integridade da superfície vestibular e ausência de desgaste da borda incisal. Há um aumento no torque da coroa vestibular quando os braquetes são movidos incisalmente e um aumento no torque da coroa lingual quando os braquetes são movidos gengivalmente. Houve uma variação individual ainda maior de ângulos entre as linhas normais em cada ponto, embora as diferenças não tenham sido estatisticamente significativas, de acordo com o teste t de Student pareado a um nível de significância de 0,05. Essa variabilidade indica que quando um braquete é posicionado 1-3mm acima ou abaixo do centro da coroa, dependendo da convexidade labial do paciente em particular, o torque pode mudar em 25° ou mais. Os resultados indicam que, em situações em que é necessário afastar o braquete do centro da coroa, deve ser feito algum ajuste de torque no arco para manter a prescrição original. Cerca de 3° de torque lingual da coroa deve ser introduzido no fio para cada milímetro que o braquete for deslocado incisalmente, e cerca de 5° de torque labial da coroa para cada milímetro que o braquete for deslocado gengivalmente. Em casos de convexidade labial acentuada, podem ser necessários mais ajustes individuais.

(5) Suárez C e Vilar T (2010)[(3)] realizaram um estudo para investigar o nivelamento das cristas marginais quando um protocolo de colocação de braquetes, com valores fixos das bordas incisais e superfícies oclusais, foi utilizado em modelos digitalizados. A colocação de braquetes é uma fase importante do tratamento ortodôntico. As dobras finais compensatórias do fio ou o reposicionamento do braquete podem ser evitados se os braquetes forem posicionados com precisão no início, de modo a expressar corretamente a prescrição embutida. Uma ferramenta computorizada, o OrthoCAD®, foi utilizada para prever o resultado final através de um software de configuração virtual. Quarenta e sete modelos digitalizados foram selecionados aleatoriamente para o estudo (fornecidos pelo centro de desenvolvimento do software OrthoCAD©, Cadent Ltd, Or Yehuda, Israel). Todos os modelos eram de pacientes caucasianos que procuravam tratamento ortodôntico para más oclusões de Classe I, Classe II divisão 1, ou Classe II divisão 2. Cinco modelos foram descartados: dois por estarem danificados e três por não preencherem os critérios de inclusão para o presente estudo. Os aparelhos utilizados para a simulação digital foram o 3M MBT Victory Series 0.022 polegadas com um arco fi nal de aço inoxidável 0.019 × 0.025 polegadas em 42 modelos digitalizados. Foi utilizado um teste *t* emparelhado para investigar as diferenças entre as médias das alturas das cristas marginais antes (T1) e depois (T2) do tratamento. Os resultados mostraram que a maioria dos pontos da crista marginal estudados se deterioraram durante a previsão do tratamento digitalizado em comparação com T1. Alterações estatísticas e clinicamente significativas ($P < 0{,}05$) foram encontradas para os pontos de crista marginal dos pré-molares superiores e molares inferiores. A variabilidade no contorno facial dos dentes parece desempenhar um papel importante. O presente estudo mostra uma tendência para os valores do rebordo marginal se deteriorarem após o nivelamento usando previsão computorizada, quando os brackets são posicionados a alturas fixas dos bordos incisais ou oclusais. A diferença clinicamente relevante para as alturas das cristas marginais foi fixada em 0,5 mm, de acordo com as normas ABO. Os protocolos de colocação vertical de braquetes que ignoram as convexidades labiais individuais da coroa e o comprimento da coroa podem introduzir um erro inicial de colocação de braquetes que pode levar a um nivelamento deficiente do rebordo marginal no final do tratamento. As simulações computorizadas que ajustam as alturas dos brackets para aperfeiçoar as relações do rebordo marginal são possíveis com este tipo de software e podem levar a novos protocolos de colocação de brackets em altura no futuro.

(6) Sardarian A., Danaei S. M., Shahidi S., Boushehri S. G. e Geramy A. (2014)[14] conceberam um modelo de elementos finitos de um primeiro pré-molar mandibular com uma superfície labial que incorpora a curvatura média derivada de uma amostra de imagens de tomografia computorizada de feixe cónico (CBCT). Utilizando este modelo, calcularam o torque variável devido ao posicionamento vertical do braquete e as tensões resultantes no ligamento periodontal (PDL). A ponta embutida ideal e os valores de torque do aparelho de fio reto reduzem a necessidade de dobrar o fio e, consequentemente, o tempo de cadeira. A posição vertical do braquete na superfície do dente pode alterar o torque exercido sobre o dente. Isso é resultado da alteração da curvatura da superfície observada em cada posição vertical. Um total de 52 CBCTs contendo ambos os maxilares obtidos com um New Tom VGi (Quantitative Radiology, Verona, Itália) a 3,05 mA, 110 kV e um tempo de exposição de 3,6 s com uma dimensão de voxel de 125 μm foram selecionados aleatoriamente para a medição da curvatura da superfície vestibular. As imagens de TCFC tinham sido obtidas por razões não ortodônticas. Os critérios de inclusão para as imagens de TCFC foram radiografias obtidas de indivíduos saudáveis com idades compreendidas entre os 15 e os 30 anos, que não sofressem de qualquer síndrome conhecida por causar alterações na morfologia dentária e que tivessem uma oclusão normal de classe I. Além disso, as imagens de TCFC foram descartadas se o primeiro pré-molar inferior estivesse afetado por cárie, tivesse restaurações, estivesse sujeito a atrição severa ou fraturado, e se possuísse uma raiz anormal ou dilacerada. Após a aplicação dos critérios de exclusão, restaram 83 pré-molares para serem incluídos no estudo. A curvatura foi medida em pontos da face vestibular, com distâncias crescentes (0,5mm) da ponta da cúspide, calculando-se o ângulo entre as tangentes traçadas a partir desses pontos e o eixo que une a ponta da cúspide ao ápice da raiz. Os valores médios para cada distância foram calculados e um modelo de elementos finitos foi desenhado incorporando esses valores médios. A tensão resultante e a pressão hidrostática na PDL foram calculadas através da análise de elementos finitos. A superfície vestibular do primeiro pré-molar inferior demonstrou uma mudança de 26,39° de 2,5 a 6 mm da ponta da cúspide. A tensão máxima de on-Mises e a pressão hidrostática no PDL foram observadas no ápice da raiz para todas as posições do braquete, e esses valores demonstraram, respetivamente, uma variação de até 0,059 e 0,186 MPa entre dois pontos sucessivos. Conclui-se que a variação na posição vertical do braquete pode ter um efeito importante no torque e, consequentemente, nas tensões e pressões no PDL. Os braquetes pré-ajustados podem produzir uma quantidade variável de torque, dependendo do posicionamento vertical do braquete e sua relação com a morfologia do dente.

(7) **Wei-Dong Kong, Jun-Yu Ke, Xiang-Quan Hu, Wu Zhang, Shu-Shu Li e Yi Feng (2015)**[(15)] realizaram um estudo para avaliar as relações entre a morfologia dos dentes individuais e a expressão de torque. Neste estudo, o objetivo era determinar a influência das morfologias da coroa labial e dos ângulos do cólo no torque dos dentes anteriores maxilares utilizando a TCFC. Um total de 206 dentes maxilares extraídos foram recolhidos do Oral Subsidiary of Sun Yat-sen University Hospital e do First Affiliated Hospital of Jinan University, Guangzhou, Guangdong, China. Os dentes incluíam 77 incisivos centrais, 68 incisivos laterais e 61 caninos. Na seleção da amostra, não foram considerados os sexos e as idades dos pacientes. Os critérios de inclusão foram os seguintes: esmalte completamente desenvolvido, corpo dentário intacto, morfologia normal, sem defeitos, sem cáries, sem preenchimentos, sem restaurações e sem abrasões conspícuas nas cúspides e bordos. Foram digitalizados por CBCT. As imagens reconstruídas tridimensionalmente e as secções sagitais medianas dos dentes foram digitalizadas e analisadas com o software AutoCAD (Autodesk, San Rafael, Califórnia). Foram medidos o ângulo α, formado

pela intersecção da tangente a uma determinada altura vertical na superfície vestibular a partir do bordo incisal com o longo eixo da coroa, e o ângulo do colum. As variações do ângulo a em diferentes alturas da borda incisal para o mesmo tipo de dente foram estatisticamente diferentes (P \0,001). Além disso, as variações entre os ângulos do colum e 0 grau para qualquer tipo de dente anterior superior foram estatisticamente significantes (P \0,01). Os resultados desse estudo mostraram grandes diferenças nas morfologias das coroas vestibulares e nos ângulos do colum para os dentes anteriores superiores entre as pessoas, indicando que as morfologias desses dentes desempenham papéis importantes nas variações de torque. Assim, ao posicionar um braquete, devem ser avaliadas as variações individuais na morfologia da coroa e no ângulo do colo, bem como a altura vertical da posição do braquete. No caso de grandes desvios, devem ser considerados sistemas de colagem indireta ou braquetes feitos à medida, ou combinados com a dobragem de fios durante o tratamento ortodôntico, para colocar os dentes anteriores superiores em posições óptimas e obter as inclinações labiolinguais desejadas.

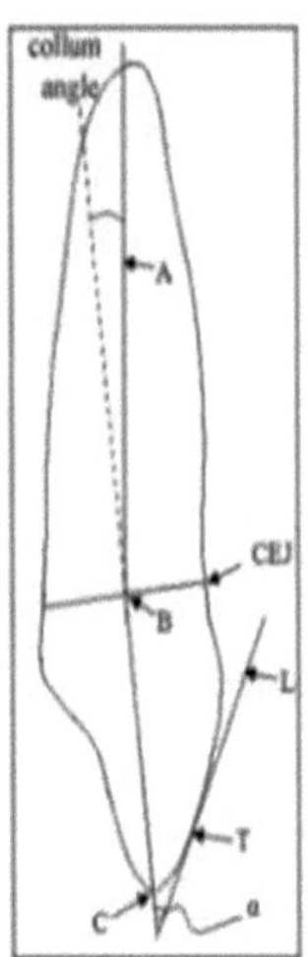

Fig 4. Schematic diagram of the specific points, lines, and angles on the maxillary anterior teeth. Points: *CEJ*, the labial or lingual cementoenamel junction; *A*, at the junction of the middle and apical thirds of the root; *B*, the midpoint between the labial and lingual cementoenamel junctions; *C*, the midpoint of the incisal edge; *T*, the tangent point on the labial surface of the crown. Lines: *BC*, the straight line connecting points B and C, representing the long axis of the crown; *AB*, the straight line connecting points A and B, representing the long axis of the root; *L*, the tangent line on the labial surface of the crown through point T. Angles: *angle α*, formed by the intersection of lines L and BC; *collum angle*, the angle between lines BC and AB.

(8) Papageorgiou S.N., Sifakakis I., Keilig L., Patcas R., Affolter S., Eliades T. e Bourauel C. (2016)[16] realizaram um estudo para avaliar o efeito relativo da morfologia do dente, da prescrição do bracket e do posicionamento do bracket na deslocação do dente e nas tensões/deslocações desenvolvidas após a aplicação do torque. O torque dos incisivos superiores é essencial na estética e na oclusão adequada, enquanto a expressão do torque é influenciada por muitos factores. Foi construído um modelo sólido tridimensional (3D) incluindo um incisivo central superior direito com o seu PDL e alvéolo, e uma espessura uniforme de 0,2 mm e 0,5 mm, respetivamente. A geometria de base do modelo do dente foi derivada de um conjunto de dados 3D comercial, baseado numa pesquisa maior de pacientes caucasianos. O dente variou no ângulo coroa/raiz (CRA) entre 156°, 170° e 184°. Foi modelado um braquete slot discovery® de 0,018 polegadas (Dentaurum, Ispringen, Alemanha) com um fio de titânio β retangular de 0,018 × 0,025 polegadas. A prescrição do torque do braquete variou entre 0°, 12° e 22°, com a colocação do braquete no centro do terço médio, gengival ou incisal da coroa. Foram criados 27 modelos e foi aplicado um torque radicular vestibular de 30°. Posteriormente, o deslocamento da coroa e do ápice, as deformações no PDL e as tensões no braquete foram calculados e analisados estatisticamente. A simulação foi concebida para refletir a situação clínica de um torque radicular vestibular ativo de 30° a atuar sobre o incisivo. O fio foi inserido passivamente na parte inferior do slot do braquete antes da aplicação do torque. As condições de contorno incluíram a manutenção da superfície óssea apical (restrição de movimento da superfície óssea externa) e a manutenção das ligaduras apertadas com um nó de mola, enquanto o torque era aplicado nas duas extremidades do fio. O movimento vestibular induzido da ponta da raiz, o movimento palatino da ponta da coroa, as deformações equivalentes totais no PDL e as tensões de Von Mises no braquete foram calculados no final da simulação como o valor máximo dentro do volume do corpo correspondente. O deslocamento da coroa palatina foi significativamente afetado pelo posicionamento do bracket (até 94%), enquanto o deslocamento do ápice vestibular foi significativamente afetado pela prescrição do bracket (até 42%) e pelo posicionamento do bracket (até 23%). As tensões na PDL foram afectadas principalmente pela CRA (até 54%), seguida pelo posicionamento do bracket (até 45%). Finalmente, a prescrição do braquete afetou consideravelmente as tensões no braquete (até 144%). Concluiu-se que a anatomia do dente e as caraterísticas do aparelho ortodôntico devem ser consideradas durante a aplicação do torque. Como resultado, é necessário considerar cuidadosamente a anatomia individual do dente e o aparelho ortodôntico utilizado, ao aplicar o torque nos incisivos superiores. No entanto, são necessários estudos clínicos para verificar esses achados.

(9) Maheshwari R. K., Garg A., Virang B., Bhadauria U. S. (2018)[17] realizaram um estudo para avaliar o efeito da mudança na colocação vertical do braquete e o efeito da morfologia do dente na tensão desenvolvida no ligamento periodontal com a ajuda de modelagem tridimensional de elementos finitos. Um modelo tridimensional do osso maxilar, incisivo central superior direito, incisivo lateral e canino foi projetado com base nas dimensões médias da anatomia e morfologia dadas pelo suporte Wheeler e padrão edgewise com Slot de 0,022 " X 0,028 " polegada foi projetado usando o método de elementos finitos. Os braquetes foram colocados em cada dente, na superfície vestibular mencionada, a distâncias variáveis da ponta da cúspide, e um fio de tamanho normal foi virtualmente encaixado no braquete, então uma carga ortodôntica ideal de 2N foi aplicada e a tensão PDL foi calculada. Os valores mais baixos de tensão foram medidos quando a posição do braquete mudou da crista dos dentes para a direção apical. Ao deslocar o bracket gengivalmente de 1,5 para 6 mm, verifica-se uma diminuição de 16,2% no nível de tensão do incisivo central, de 25,8% no incisivo lateral e de 21,6% no canino, pelo que o nosso estudo confirma que a variação da posição vertical do bracket resulta numa alteração da tensão resultante na PDL. Pode concluir-se que a variação na posição vertical do bracket em diferentes dentes pode ter um efeito importante nas tensões desenvolvidas na PDL.

(10) Sfondrini MF et al (2018)[18] realizaram um estudo para comparar a inclinação radiográfica vestibulolingual dos incisivos superiores em pacientes tratados com três técnicas ortodônticas diferentes. O objetivo principal da pesquisa foi avaliar a eficácia de três produtos ortodônticos distintos na regulação da inclinação vestibulolingual dos incisivos superiores: braquetes tradicionais, aparelhos autoligáveis e alinhadores. Esse estudo mostrou que tanto os alinhadores quanto os braquetes autoligáveis geraram menor controle de torque quando comparados aos braquetes convencionais, porém essas diferenças não foram estatisticamente significativas. A expressão máxima do torque foi obtida por um fio de aço inoxidável 0,019x0,025" (3M, Monrovia, EUA) para os braquetes convencionais e autoligáveis, enquanto que para os alinhadores foi obtida pela tecnologia Power Ridge (Power Ridges, Align Technology, Santa Clara, Califórnia, EUA). SnaSnp-GoMe (para identificar a divergência). A avaliação do torque foi realizada testando a variação ao longo do tratamento das seguintes variáveis: 11-Sna-Snp (ângulo formado pelo eixo incisal superior com o plano palatino); 11-Ocl (ângulo determinado pelo eixo do incisivo superior e o plano oclusal); e I + TVL (distância linear do ponto mais avançado da face vestibular do incisivo superior em relação ao TVL). Não foram observadas diferenças significativas (P>0,05) entre os três diferentes grupos na avaliação dos parâmetros esqueléticos e dentários pré-tratamento. A variação da inclinação incisal superior e, consequentemente, a capacidade de expressão do torque dos incisivos superiores foi avaliada em T0 e T1, utilizando três valores diferentes: Na avaliação das medidas angulares radiográficas durante o tratamento, os ângulos 11ΛSnaSnp e 11ΛOcl apresentaram a maior variação numérica com braquetes convencionais. Os valores mais baixos foram registados com os alinhadores. No entanto, as diferenças entre as várias técnicas não foram estatisticamente significativas para ambos os ângulos. A variação do valor linear da TVL também não apresentou diferenças significativas entre os diferentes grupos testados. Com base nestes resultados, os três sistemas diferentes mostraram uma boa fiabilidade clínica no controlo do torque dos incisivos superiores.

(11) Kanj AH , Bouserhall J, Osman E e El Sayed AM (2018)[19] realizaram um estudo para fornecer um ponto de referência em relação ao torque para o posicionamento do braquete lingual na curvatura da superfície palatina (PSC) do incisivo central superior. Radiografias de tomografia computadorizada de feixe cónico (CBCT) de 50 incisivos centrais superiores direitos dos arquivos de um centro radiográfico dentário foram transferidas para o Photoshop, onde a PSC foi traçada utilizando uma ferramenta de caneta. Os valores do ângulo de torque do PSC dos incisivos foram calculados no Excel usando curvas cúbicas de Poly-Bezier em incrementos de 0,5 mm e no ponto de inflexão do PSC. Em seguida, foram calculadas estatísticas descritivas para os valores de ângulo de torque dos incrementos e para o ponto de inflexão dos 50 incisivos. O teste ANOVA de uma via foi utilizado para detetar diferenças sistemáticas entre os incrementos e o teste de Tukey foi utilizado post-hoc. Para todos os incisivos, os incrementos incisais até ao ponto de inflexão exibiram uma diminuição progressiva dos valores do ângulo de torque desde o primeiro incremento calculado até ao ponto de inflexão, enquanto os incrementos cervicais até ao ponto de inflexão exibiram um aumento progressivo desde o ponto de inflexão até ao último incremento calculado. Os valores médios do ângulo de binário de todos os incrementos e do ponto de inflexão apresentaram desvios-padrão elevados e uma vasta gama de valores. O teste ANOVA unidirecional foi altamente significativo do ponto de vista estatístico ($p < 0{,}0001$) e a maioria das comparações entre pares dos incrementos utilizando o teste Tukey foram significativas. O ponto de inflexão pode ser usado como referência para o posicionamento do braquete no PSC. Mudanças orientadas cervicalmente na posição vertical do braquete causam um movimento cervical da coroa vestibular/raiz palatina em direção ao ponto de inflexão e um movimento incisal da coroa palatina/raiz labial em direção a ele. Uma justificação matemática científica para prescrições de torque de braquetes personalizados no PSC do incisivo central superior também foi fornecida.

(12) Tepedino M, Paiella G, Potrubacz MI, Monaco A, Gatto R e Chimenti C (2020)[20] realizaram um estudo para avaliar o impacto da altura do slot, altura do fio, largura e raio do bisel da borda no jogo de torção para três sistemas de braquetes/fio. A perda de informação de terceira ordem em braquetes pré-ajustados devido à torção é um problema na ortodontia clínica. Foram selecionados 90 braquetes com slot de 0,022 × 0,028" com prescrição McLaughlin-Bennett-Trevisi de três fabricantes diferentes, e a altura e a profundidade do slot foram medidas usando um projetor de perfil. Sessenta fios retangulares de aço inoxidável de três fabricantes diferentes foram seccionados e observados com um MEV para medir a altura, a largura e o raio do bisel da borda. Os dados registados foram utilizados para calcular a folga de torção teórica entre as diferentes combinações de slot e fio. A ANOVA de uma via foi utilizada para comparar as medições entre os diferentes tipos de braquetes e entre os diferentes fabricantes. A altura da ranhura estava geralmente sobredimensionada. A altura do arco foi geralmente sub-dimensionada, mas também foram observados fios sobredimensionados. O raio do bisel foi o parâmetro mais variável. Está sempre presente um certo grau de jogo de torção, que difere de um tipo de braquete para outro do mesmo fabricante e que pode até ser duplicado de um fabricante para outro. Devido à tolerância de produção, são comuns as diferenças entre os valores nominais e as dimensões reais de quaisquer componentes de um sistema de slot/arco. Isto resulta num jogo de torção que limita a expressão do torque. O bisel da borda do arco desempenha um papel importante na expressão do torque, e informações mais claras devem ser fornecidas pelos fabricantes em relação a este aspeto.

(13) Harikrishnana P, Mageshb V, Ajayanc AM, JebaSingh DK (2020)[(21)] O objetivo de um estudo in silico foi avaliar a deformação da ranhura do bracket induzida pelo torque nos brackets convencionais de aço inoxidável (SS) de 0,018 polegadas e 0,022" com fios clinicamente relevantes durante vários ângulos de torção. A torção do fio (torque) transmite forças significativas dentro do slot do braquete para refinar a posição dos dentes no final do tratamento. Foram utilizados braquetes SS para incisivos centrais superiores com 0,018" de largura × 0,022" de profundidade (0,457 mm × 0,558 mm) e 0,022" de largura × 0,028" de profundidade (0,558 mm × 0,711 mm). Os arcos SS de 0,016" de largura × 0,022" de profundidade (0,406 mm × 0,558 mm), 0,017" de largura × 0,025" de profundidade (0,431 mm × 0,635 mm), 0,019" de largura × 0,025" de profundidade (0,482 mm × 0,635 mm) e 0,021" de largura × 0,025" de profundidade (0,533 mm × 0,635 mm) foram encaixados nas respectivas ranhuras do braquete. Os modelos de Elementos Finitos (EF) de braquete-arquivo montados foram construídos. O torque do arco, as deformações das ranhuras superior, média e inferior (TSD, MSD, BSD) foram obtidos para as combinações braquete-arco para vários ângulos de torção do arco usando a Análise de Elementos Finitos (FEA). O torque, TSD, MSD e BSD para 30o de torção do fio 0.016" × 0.022" no slot 0.018" foram 28.13 Nmm, 35.71 μm, 21.51 μm e 15.67 μm respetivamente, e para o fio 0.017" × 0.025" foram 50.18 Nmm, 54.52 μm, 32.47 μm e 19.11 μm respetivamente. Da mesma forma, para o fio 0.019" × 0.025" no slot 0.022" e 0.021" × 0.025" no slot de 0.022" foram 38.82 Nmm, 50.78 μm, 31.47 μm e 16.82 µm, e 60.22 Nmm, 65.22 µm, 36.44 µm e 22.68 µm respetivamente. A deformação da ranhura estava presente nos suportes de 0,018" e 0,022", que aumentava à medida que o ângulo de torção aumentava. O TSD foi maior do que o MSD e o BSD em todas as combinações de braquete-arco. Concluímos que existe apenas deformação elástica nas ranhuras dos braquetes até um ângulo de torção de 30o e que os clínicos podem manter-se dentro deste limite de torque para evitar a deformação plástica que leva a uma posição incorrecta dos dentes.

(14) Batni S, Shetty V, Manasawala T, Mujumdar D (2022)[21] realizaram um estudo para avaliar a expressão de torque do incisivo central superior permanente direito com diferentes posições de braquetes e para comparar a expressão de torque do mesmo dente com diferentes angulações coroa/raiz. Foram utilizados modelos de elementos finitos do incisivo central superior para simular a expressão do torque com vários ângulos coroa-raiz Foram construídos três modelos de elementos finitos de um incisivo central superior com diferentes ângulos coroa-raiz (170°, 175°, 180° e 165◦) com diferentes alturas de brackets e sujeitos a um torque de 30◦ na raiz vestibular e as expressões de torque resultantes foram avaliadas. O modelo com a variação máxima no ângulo coronorradicular (165°) mostrou a expressão máxima de torque a 6mm e mínima a 3mm de altura do braquete, enquanto o modelo com uma variação mínima no ângulo coronorradicular (180◦) mostrou a expressão mínima de torque tanto a 3mm como a 6mm de altura do braquete. Com o aumento dos ângulos coroa-raiz de um dente, a expressão do torque longe da borda incisal aumenta. Uma mudança significativa na posição do braquete num dente com diferentes ângulos coroa/raiz produz uma quantidade considerável de torque na raiz vestibular, que pode ser útil no tratamento clínico de diferentes más oclusões. À medida que a posição do braquete é afastada do centro de resistência, mais perda de torque é observada. A presença de diferenças na morfologia de um mesmo dente desempenha um papel importante na variação de torque expressa em diferentes alturas de braquetes a partir das bordas incisais. A expressão do torque aumenta com o aumento do ângulo corono-radicular de um determinado dente. Assim, ao posicionar um braquete, devem ser avaliadas as variações individuais na morfologia da coroa e a altura vertical da posição do braquete. Se existirem grandes desvios, deve considerar-se a utilização de sistemas de ligação indireta ou de brackets feitos à medida, ou combiná-los com a dobragem de fios durante o tratamento ortodôntico, para colocar os dentes anteriores superiores em posições óptimas e obter as inclinações labiolinguais e a estética desejadas.

(15) Almuzian M, Khan H, e El-Boklec D (2022)[(22)] O presente estudo analisa a base de uma configuração híbrida de brackets que integra brackets com vários tamanhos de ranhuras e prescrições para lidar com problemas médicos que requerem uma mecânica de tratamento complexa ou uma dobragem substancial do fio. De forma a melhorar os resultados do tratamento, a localização do bracket pode também ser ajustada ou compensada. Estas alterações são realmente benéficas em situações clínicas em que é necessária uma mecânica de tratamento sofisticada ou a dobragem do fio para o equipamento straightwire edgewise. As tabelas de altura, as cristas marginais e a altura vertical dos dentes são utilizadas como diretrizes para o posicionamento vertical dos brackets. Com ≥18 tabelas de altura alternativas disponíveis, o posicionamento vertical dos brackets permite mais variações do que o posicionamento mesiodistal e axial. Ao alterar a posição vertical do braquete, é importante considerar o princípio da zona de torque positivo-negativo que resulta em diferentes expressões de torque quando a posição vertical do mesmo braquete é alterada. Os braquetes ortodônticos são projetados para expressar suas prescrições quando colocados no meio do dente, na convergência máxima da coroa. A variação no posicionamento vertical do braquete pode resultar em expressão de torque variável, dependendo da morfologia do dente. Braquetes posicionados gengivalmente em incisivos centrais superiores, caninos superiores, caninos inferiores e todos os dentes posteriores produzem uma expressão exagerada de torque radicular vestibular ou vestibular. Isso se deve às suas superfícies faciais curvas na direção oclusogengival. Também é digno de nota que, se os braquetes forem colocados mais incisal ou oclusalmente, mais longe do centro de rotação, o torque é expresso como um movimento da coroa em vez de um movimento da raiz e vice-versa. Em contraste, mudar a posição vertical de um braquete de incisivo mandibular afeta minimamente o torque, pois esses dentes têm superfícies vestibulares planas ou quase planas. Geralmente, o posicionamento vertical híbrido é recomendado em pacientes com mordidas abertas, mordidas profundas, bordas/cúspides de incisivos irregulares devido a trauma, atrito ou anatomia anormal, substituição de caninos, recessão gengival e relação coroa/raiz pobre.

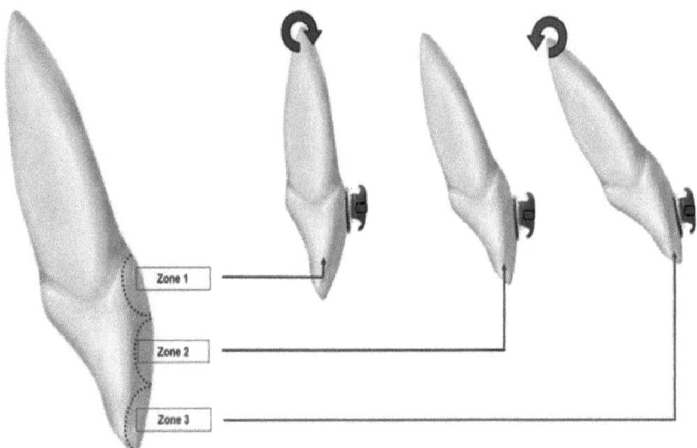

Fig 6. The effect of changing the vertical bracket position on torque expression. Placing a bracket in zone 2 (neutral zone) leads to a favorable root torque expression, whereas placing a bracket in zone 1 (negative zone) results in negative torque expression and vice versa for zone 3 (positive zone).

METODOLOGIA

A investigação foi efectuada através de pesquisa manual e de registos de bases de dados de 30 anos com base nos seguintes critérios de inclusão e exclusão:

Critérios de inclusão:

1. Estudo de coorte
2. Ensaio de controlo aleatório
3. Estudos transversais
4. Estudo baseado em inquéritos

Critérios de exclusão:

1. Estudos em animais
2. Revisões históricas
3. Comentários
4. Relato de caso
5. Cartas ao editor

PERGUNTA CENTRADA: Existe algum impacto das variações no posicionamento vertical do suporte na expressão do binário?

OBJECTIVOS: Verificar se variações no posicionamento vertical do braquete alteram a expressão do torque.

ESTRATÉGIA DE PESQUISA:

A literatura foi pesquisada de forma sistemática e os estudos foram identificados com base no PICO (Glossário de Termos Baseados em Evidências 2007)

P - Pacientes que foram submetidos a uma terapia ortodôntica fixa

I - As intervenções de significado são o posicionamento do suporte

C - Dentes em tratamento ortodôntico com posicionamento ideal dos brackets

O -Expressão do binário em resposta à variação do posicionamento do suporte

Questão de pesquisa: Existe algum impacto das variações no posicionamento vertical do braquete na expressão do torque no dente?

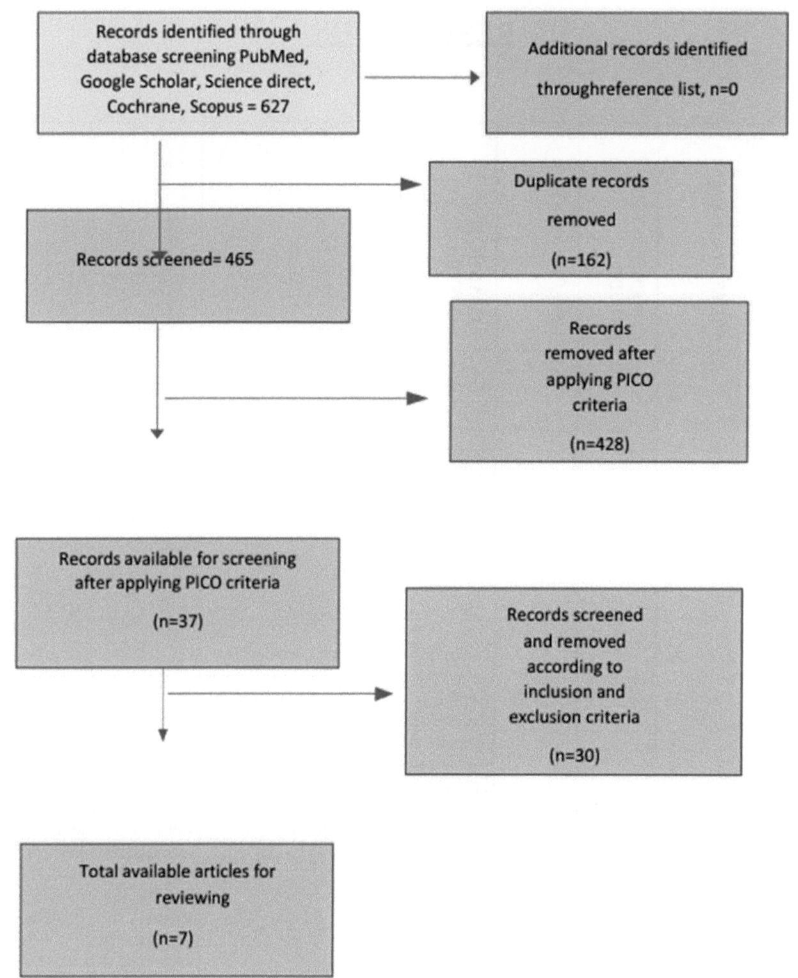

Tabela 1 - Quadro PRISMA

RESULTADOS

S. NÃO.	*PRIMEIRO AUTOR*	CONCEPÇÃO DO ESTUDO	TIPO DE AMOSTRA	TAMANHO DA AMOSTRA	MEDIDA DE RESULTADO	CONCLUSÃO
1	M. van Loenen	Estudo in - vitro	consecutivo	160 dentes maxilares extraídos (81 incisivos e 79 caninos)	Foram tiradas radiografias proximais, que foram digitalizadas e analisadas com o asc® Paint Shop Pro TM e o Mathcad 2001 Professional®	Colocação do mesmo bracket no mesmo dente a diferentes alturas resulta em diferenças importantes na quantidade de binário radicular
2	Ahmadreza Sardarian	Estudo in - vivo	consecutivo	Tomografia computorizada de feixe cónico de 52 pacientes (83 primeiros pré-molares inferiores)	Foram projectados dez modelos tridimensionais de elementos finitos da mandíbula. Os modelos continham um primeiro pré-molar mandibular, o seu PDL e os ossos corticais e esponjosos circundantes.	A variação da posição vertical do suporte pode ter um efeito importante sobre o binário e, subsequentemente, sobre as tensões e pressões no PDL. Além disso, variações no torque resultantes de posições verticais alteradas dos braquetes podem afetar negativamente a reabsorção radicular e a taxa de descolamento dos braquetes ortodônticos.
3	Julio Wilson Vigorito	Estudo in - vitro	Consecutivo	50 incisivos centrais superiores extraídos	Foram encontradas variações angulares consideráveis entre os pontos estudados em relação ao ponto central	Existe um aumento no torque labial da coroa quando os brackets são movidos incisalmente e um aumento no torque lingual da coroa quando os brackets são movidos gengivalmente. Quando um bracket é

						posicionado 1-3mm acima ou abaixo do centro da coroa, dependendo da convexidade labial do paciente em particular, o torque pode mudar em 25° ou mais
4	Wei-Dong Kong	Estudo in - vivo	Consecutivo	206 dentes anteriores maxilares extraídos	Foram concebidos modelos de digitalização utilizando cera dentária, que foram digitalizados por CBCT	Grandes diferenças nas morfologias das coroas labiais e Foram observados ângulos de colum para os dentes anteriores superiores entre as pessoas, indicando que as morfologias dos dentes desempenham papéis importantes nas variações de torque. Os valores médios do ângulo a diminuíram em aproximadamente 2,0 quando a altura aumentou a cada 0,5mm para os incisivos laterais e caninos superiores.
5	Marcelo Antonio Mestriner	Estudo in vitro	Consecutivo	Mandibular e gesso maxilar de 31 adultos brasileiros caucasianos	Foi desenvolvido um dispositivo personalizado para medir o grau de inclinação (binário) das ranhuras do suporte relativamente ao plano de oclusão, a três alturas de colagem.	Deslocação vertical de 1 mm do de oclusal para cervical afectou os valores correspondentes ao binário de 2 graus nas posições central e incisivos laterais, 3 graus de binário nos caninos e 8 graus nos pré-molares e molares.
6	Rainer R. Miethke	Estudo in vitro	Consecutivo	Modelos de gesso, incluindo todos os dentes, desde os incisivos centrais até aos primeiros molares, de 28 jovens	Os contornos faciais foram avaliados no aspeto mesial, central e distal do braquete.	Com base na variação interindividual na morfologia do dente e na alteração do controlo de primeira e terceira ordem do deslocamento do braquete, a lógica do aparelho totalmente pré-ajustado pode ser rejeitada. Considerando a variação entre os dentes, ainda faz

						sentido usar braquetes projetados individualmente para diferentes dentes.
7	Spyridon N. Papageorgiou	Estudo in vitro	Consecutivo	27 3-D incisivo central superior direito com o seu ligamento periodontal (PDL) e alvéolo	Foi aplicado um torque de 30° na raiz vestibular. O deslocamento da coroa e do ápice, as deformações no PDL e as tensões no braquete foram calculados e analisados estatisticamente.	A anatomia do dente e as caraterísticas do aparelho ortodôntico devem ser consideradas durante a aplicação do torque.

Quadro 2

DISCUSSÃO

Os dentes anteriores e posteriores precisam ser orientados com a correta inclinação vestibulolingual, a fim de manter a estabilidade e uma conexão oclusal adequada ao longo da terapia ortodôntica. Para criar uma bela linha de sorriso, uma orientação anterior adequada e uma forte relação de Classe I, o torque dos incisivos superiores é especialmente crucial, uma vez que dentes anteriores mal torqueados podem inibir a retração da dentição maxilar anterior(19). O torque inadequado dos dentes posteriores pode fazer com que os dentes maxilares e mandibulares não apenas desalinhem as conexões cúspide-fossa, mas também perturbem o espaço da arcada dentária (20) . Consequentemente, é essencial ter uma expressão de torque eficaz que seja sensível às anomalias anatómicas dos dentes, ao tamanho, à morfologia e ao encaixe do fio no braquete, bem como à posição do braquete, às propriedades do material e ao tamanho da ranhura.

A capacidade de remodelação do osso circundante e do ligamento periodontal (LPD), em resposta a estímulos mecânicos, é a base para a movimentação ortodôntica dos dentes. Embora os processos mecanotransdutores resultem em comunicação célula a célula, as estruturas envolvidas sofrem deslocamentos, tensões e deformações quando um sistema de força ortodôntica é aplicado a um dente. Pesquisas realizadas em ratos e macacos demonstram uma relação robusta entre os valores de tensão/deformação calculados na PDL e a localização ou atividade dos osteoclastos(17, 18). Uma vez que a magnitude da força é crítica para determinar se ocorrem eventos de remodelação fisiológica ou ocorrências necrosantes na PDL, a quantificação das tensões criadas no ligamento e no osso alveolar pode fornecer indicações de movimentação dentária favorável ou desfavorável.

Dois requisitos devem ser cumpridos no aparelho pré-ajustado, a fim de obter um alinhamento dentário adequado nas três dimensões sem qualquer dobragem do fio[(12)]. Em primeiro lugar, os braquetes têm de ser posicionados com precisão na face vestibular ou labial de cada dente, de modo a expressar a quantidade correta de torque e de ponta. Na coroa de um único dente, o contorno vestibular da superfície da coroa varia em várias alturas. Um encaixe completo de um fio num braquete resultará numa inclinação axial variada do dente[(23)]. Em segundo lugar, isso só acontecerá se a morfologia da coroa do dente (ângulo corono-radicular e curvatura da superfície do dente; CRA) estiver dentro da faixa típica de cada dente. O grau de variação da CRA, que pode variar de 156 a 195, foi observado em diversas publicações[(24–26)]. Devido a uma maior proximidade com a placa cortical do processo alveolar, a CRA pode restringir o quanto as raízes podem ser torcidas palatalmente. A torção de um dente com uma ARC grande deve ser feita com cuidado porque uma raiz que foi empurrada em direção à placa cortical é mais suscetível de reabsorção radicular[(27,28)]. Por último, mas não menos importante, a prescrição do braquete afecta diretamente a quantidade de torque atingida.[(12,29)]

Ao realizar uma revisão completa da literatura sobre os efeitos das variações no posicionamento vertical dos braquetes na expressão do torque, esta dissertação pretende contribuir para o entendimento mais amplo de como o posicionamento dos braquetes influencia a expressão do torque durante o curso do tratamento ortodôntico.

Em relação às ramificações clínicas, é necessário avaliar cuidadosamente a prescrição e a colocação do braquete, principalmente quando a espessura da região alveolar vestibular ou palatina é insuficiente. Embora a morfologia dente-coroa não pareça ter impacto nas recomendações de terceira ordem para incisivos superiores, ela parece ter impacto na magnitude dos momentos aplicados e nas tensões relacionadas na PDL. Como tal, em casos de CRAs aberrantes, devem ser considerados estes factores de modo a evitar efeitos secundários indesejados. Um aparelho ortodôntico de fio reto, de "tamanho único", pode não ser adequado para todos os pacientes; em vez disso, um planejamento de tratamento personalizado para a mecanoterapia ortodôntica pode ser vantajoso. Papageorgiou S.N. et. al. (2016) realizaram um estudo in silico para avaliar a influência da anatomia do dente, colocação do braquete e prescrição do braquete na biomecânica da aplicação do torque. Verificou-se que a localização e a prescrição do braquete tiveram a maior influência no deslocamento da coroa e da raiz, enquanto o ângulo da raiz da coroa teve a maior influência nas tensões causadas ao nível do PDL. Finalmente, as tensões produzidas ao nível do braquete foram significativamente afectadas pela prescrição do braquete. Concluiu que a magnitude do deslocamento da ponta ou do ápice da coroa parece ser significativamente influenciada pela posição do braquete na superfície vestibular da coroa (até 94% de variação) e pela prescrição do braquete (até 42% de variação).

A reabsorção radicular causada pela ortodontia é um fenómeno complexo com uma etiologia variada. Nenhum fator mecânico pode prever completamente a reabsorção radicular induzida pelo tratamento, mesmo que o tratamento prolongado com fios retangulares pesados e a aplicação de torque elevado possam ser considerados fatores de risco. A aproximação iatrogénica das raízes dos dentes anteriores à placa cortical, que se demonstrou estar fortemente associada ao grau de reabsorção, pode ser um fator adverso adicional para o desenvolvimento da reabsorção radicular. Isso pode ser um fator porque a pesquisa até hoje mostra que o tipo de dente e o tipo facial afetam significativamente a espessura alveolar vestibular e lingual dos incisivos superiores. O presente estudo constatou que a prescrição de braquetes, e particularmente o posicionamento dos braquetes, teve um impacto significativo no deslocamento da ponta da coroa e do ápice da raiz. Como resultado, estes factores podem ter um impacto no deslocamento do ápice da raiz.

Segundo Andrews e Roth, quando se utiliza um ponto de referência fixo e constante, como o centro da coroa clínica, a prescrição de torque dos braquetes pré-ajustados teoricamente não deveria ser afetada pela morfologia da coroa. Vigorito et al. realizaram um estudo para avaliar a variabilidade da superfície vestibular do incisivo central superior e avaliar sua influência na expressão do torque de braquetes pré-ajustados. Os seus resultados sugerem que algum ajuste de torque no fio é necessário para manter a prescrição original quando precisamos de deslocar o bracket para longe do centro da coroa. Para cada milímetro que o braquete é movido incisivamente, aproximadamente 3° de torque lingual da coroa deve ser adicionado ao fio, e aproximadamente 5° de torque labial da coroa deve ser adicionado ao fio para cada milímetro que o braquete é movido gengivalmente. Podem ser necessários ajustes individuais adicionais em situações em que a convexidade labial é exacerbada.[13]

Na terapia ortodôntica, a posição da raiz do dente é significativamente influenciada pelo ângulo do colum. A reabsorção radicular pode ocorrer durante o tratamento ortodôntico se um torque incorreto empurrar a raiz para dentro do osso cortical. Pode também afetar a mobilidade pretendida do dente e impedir a eficácia da mecânica extrusiva e intrusiva do incisivo. Consequentemente, deve-se ter cuidado extra ao tratar dentes com ângulos de colum maior. Os pacientes da Classe II Divisão 2, cujos incisivos centrais superiores apresentam como caraterísticas de forma o aumento da relação coroa/raiz, a redução da espessura labiopalatina e a flexão axial, devem ser mais considerados quando se trata de vários tipos de má oclusão. Portanto, ao se considerar o tratamento ortodôntico para pacientes Classe II Divisão 2, a avaliação do ângulo columelar deve ser item de rotina para o controle do torque dentário. O estudo de Wei-Dong Kong et al. revelou variações significativas nas morfologias das coroas vestibulares e nos ângulos de columela dos dentes anteriores superiores entre os indivíduos, sugerindo que as morfologias desses dentes afetam as variações de torque. Portanto, é importante considerar tanto a altura vertical do local do braquete quanto as variações individuais na forma da coroa e no ângulo do pilar ao instalar um braquete. Para estabelecer a dimensão vertical para os dentes anteriores, muitos ortodontistas optam por colocar clinicamente os braquetes a uma distância específica da borda incisal. Esse resultado confirmou que o torque dentário é significativamente influenciado pela altura vertical do braquete. Van Loenen et al. mediram o ângulo a e obtiveram imagens do dente utilizando técnicas típicas de radiografia proximal. Os seus resultados demonstraram que o torque para os incisivos centrais superiores diminuiu em média 2,1~ quando os braquetes foram posicionados em alturas verticais entre 3,5 e 5,0 mm da borda incisal, enquanto diminuiu em média 2,3~ para os caninos superiores, o que foi marginalmente maior do que estes resultados. Diferentes valores de torque dentário podem surgir de posições do braquete que são diferentes da borda incisal. Além disso, a altura do braquete teve menos impacto no torque à medida que a altura vertical aumentou entre 3,5 e 5,0 mm da borda incisal. Descobriram que o torque para os incisivos centrais diminuía em cerca de 1,5~ à medida que a altura vertical da localização do braquete aumentava a cada 0,5 mm. Para posicionar os dentes anteriores superiores nas melhores localizações e alcançar as inclinações labiolinguais ideais, desvios substanciais podem necessitar do uso de sistemas de colagem indireta ou braquetes personalizados em conjunto com a dobragem do fio. [15]

Rohit Kumar Maheshwari et al., no seu estudo para determinar o impacto da variação da morfologia dentária na tensão nos anterossuperiores, bem como a influência da variação da posição vertical do bracket na distribuição da tensão no ligamento periodontal dos anterossuperiores, verificaram que a tensão mais elevada se desenvolveu no incisivo central, comparativamente ao incisivo lateral e ao canino, para a mesma altura de bracket e carga ortodôntica, o que pode dever-se à variação da morfologia dentária. A hialinização da PDL frequentemente precede a reabsorção radicular ortodôntica. Regiões hialinizadas foram observadas por Kurol e Owman-Moll ao lado de uma área de reabsorção radicular ou em frente a uma superfície radicular intacta. Uma força ideal cria estabilidade tecidual ao provocar a maior resposta celular possível. As forças desfavoráveis podem causar reacções tecidulares prejudiciais e nem sempre produzem uma resposta fisiológica precisa. De acordo com a investigação de Ankita Anil Ringane, as tensões de Von Mises no osso e no mini-implante foram consideravelmente mais elevadas no procedimento lingual em comparação com a técnica labial. Middleton et al. avaliaram as tensões e deformações resultantes da carga ortodôntica de um dente na PDL e no osso circundante, utilizando o MEF. Esses resultados revelaram que a PDL, e não o osso, pode ser responsável pelo processo de remodelação. A compressão em pequenas secções do PDL impede frequentemente a circulação vascular e a diferenciação celular durante a aplicação da força inicial, levando à destruição de células e estruturas vasculares em vez da sua proliferação e diferenciação. Esta fase de alteração dos tecidos é conhecida como hialinização. A morfologia local da área comprimida, a força aplicada ao dente, a sua duração e a sua amplitude afectam o processo de hialinização.

O problema mais comum que impede o movimento rápido do dente acontece quando a força é aplicada com tanta intensidade que o dente pressiona o osso alveolar, fazendo com que o PDL reaja com necrose estéril e degeneração local, em vez de células que poderiam ter completado a reconstrução necessária. O dente afetado e o seu periodonto podem sofrer danos irreversíveis como resultado desta circunstância. Ao deslocar o braquete gengivalmente de 1,5 para 6 mm, observou-se uma diminuição de 16,2% no nível de tensão para o incisivo central, 25,8% para o incisivo lateral e 21,6% para o canino. Assim, este estudo confirma que a variação da posição vertical do bracket resulta numa alteração da tensão resultante na PDL e também confirma que, devido à variação da posição do bracket, a tensão mais elevada foi desenvolvida no incisivo central, que é o dente mais suscetível à reabsorção radicular.(17)

Um método possível para gerar a força de torque é usar um fio retangular para torção ou incorporar a compensação dentro dos suportes. No entanto, isto está limitado a aparecer quando o fio retangular se deforma elasticamente quando ligado ao bracket. A sua tendência para voltar à sua forma inicial cria um estado binário que pode alterar a inclinação vestibulolingual do dente. Um torque ótimo é obtido sempre que esses processos (torção do fio ou compensação do braquete) são realizados para gerar forças que estabelecem uma inclinação vestibulolingual típica dos dentes. M.A. Mestriner et al. (2006) examinaram o grau de inclinação vestibulolingual das coroas dos dentes mandibulares em relação ao torque. Esses processos - torção do fio ou compensação de braquetes - são denominados torques ideais quando geram forças que estabelecem uma inclinação vestibulolingual típica dos dentes. Afirmou que, devido à convexidade da face vestibular, o deslocamento vertical de 1mm dos braquetes de oclusal para cervical afetou os valores correspondentes ao torque normal, em aproximadamente 2 graus nos incisivos centrais e laterais, 3 graus nos caninos e 8 graus nos pré-molares e molares.

Com base nessa revisão, é evidente que a variação no posicionamento vertical do braquete altera o torque expresso durante o curso do tratamento ortodôntico. Devido à variação dos níveis de torque, há uma tensão resultante que é induzida na PDL, dependendo do posicionamento do braquete e da morfologia do dente.

RESUMO E CONCLUSÃO

O impacto das variações no posicionamento vertical dos braquetes ortodônticos na expressão do torque é uma consideração crítica no planejamento e execução do tratamento ortodôntico. Esta revisão sistemática destaca a correlação entre a altura de colocação dos braquetes e os valores de torque, enfatizando a necessidade de precisão e exatidão na prática clínica.

Os resultados sublinham a importância de abordagens de tratamento personalizadas que tenham em conta os factores individuais do paciente e as especificações do desenho do bracket. Além disso, embora os estudos existentes tenham estabelecido uma ligação entre o posicionamento do bracket e o binário, é necessária mais investigação para abordar a variabilidade dos resultados e para desenvolver diretrizes padronizadas para a colocação ideal do bracket.

Em última análise, esta revisão enfatiza o papel fundamental do posicionamento dos braquetes ortodônticos para alcançar os resultados desejados no tratamento. Ao integrar esses achados na prática clínica, os ortodontistas podem aumentar a eficiência do tratamento, minimizar as complicações e melhorar a experiência do paciente durante os procedimentos ortodônticos. Uma vez que este é um tópico relativamente inexplorado, a presente revisão sistemática actualiza a nossa compreensão da evidência disponível sobre o tema e as seguintes conclusões podem ser tiradas

- O binário e, por sua vez, as tensões e tensões no interior do PDL podem ser significativamente afectados por variações na posição vertical do suporte.

- Parece existir uma correlação substancial entre a prescrição do bracket (até 42% de variação) e a posição do bracket na superfície labial da coroa (até 94% de variação) em termos da deslocação da ponta ou do ápice da coroa.
- Para os incisivos centrais inferiores, o binário aumentou gradualmente em cada uma das três alturas de ligação; no entanto, a altura cervical apresentou um padrão mais consistente, com um aumento médio de mais de 5 graus para os dentes vizinhos.
- Existem variações significativas nas morfologias das coroas labiais e nos ângulos do colum dos dentes anteriores superiores entre os indivíduos, sugerindo que essas morfologias dentárias contribuem significativamente para as variações de torque. Portanto, para além da altura vertical da posição do bracket, as diferenças individuais na morfologia da coroa e no ângulo do colum devem ser avaliadas aquando da colocação de um bracket.

Referências

1. Vaden JL. Um século de uso do aparelho edgewise. APOS Trends Orthod. 2015 Nov 20;5(6):239-49.

2. Andrews, L.F. (1976) O aparelho de fio reto. Explicado e comparado. Journal of Clinical Orthodontics, 10, 174-195. - Referências - Scientific Research Publishing [Internet]. [cited 2023 Jun 16]. Disponível em: https://www.scirp.org/(S(i43dyn45teexjx455qlt3d2q))/reference/ReferencesPapers.aspx?ReferenceID=356151

3 - O efeito da colocação de braquetes de altura constante no nivelamento da crista marginal usando modelos digitalizados - PubMed [Internet]. [citado 2023 Jun 16]. Disponível em: https://pubmed.ncbi.nlm.nih.gov/19487435/

4. Mestriner MA, Enoki C, Mucha JN. Torque normal da face vestibular dos dentes inferiores e sua relação com o posicionamento dos braquetes: um estudo em oclusão normal. Braz Dent J. 2006;17(2):155-60.

5. Casa MA, Faltin RM, Faltin K, Sander FG, Arana-Chavez VE. Reabsorções radiculares em primeiros pré-molares superiores após aplicação de momento de torque contínuo. Estudo intra-individual. J Orofac Orthop Fortschritte Kieferorthopadie OrganOfficial J Dtsch Ges Kieferorthopadie. 2001 Jul;62(4):285-95.

6. Hohmann A, Wolfram U, Geiger M, Boryor A, Sander C, Faltin R, et al. Pressão hidrostática do ligamento periodontal com áreas de reabsorção radicular após a aplicação de um momento de torque contínuo. Angle Orthod. 2007 Jul;77(4):653-9.

7. Bartley N, Türk T, Colak C, Elekdağ-Türk S, Jones A, Petocz P, et al. Propriedades físicas do cemento radicular: Parte 17. Reabsorção radicular após a aplicação de 2,5° e 15° de torque radicular vestibular durante 4 semanas: um estudo de tomografia microcomputada. Am J Orthod Dentofac Orthop Off Publ Am Assoc Orthod Its Const Soc Am Board Orthod. 2011 Apr;139(4):e353-360.

8 . Meyer M, Nelson G. Aparelhos pré-ajustados edgewise: Teoria e prática. Am J Orthod. 1978 May 1;73(5):485-98.

9. Miethke RR. Movimentos dentários de terceira ordem com aparelhos de fio reto. Influência da morfologia da coroa dentária vestibular no plano vertical. J Orofac Orthop Fortschritte Kieferorthopadie OrganOfficial J Dtsch Ges Kieferorthopadie. 1997;58(4):186-97.

10. três variáveis biológicas que modificam a angulação dentária faciolingual por aparelhos de fio reto - PubMed [Internet]. [citado 2023 Jun 16]. Disponível em: https://pubmed.ncbi.nlm.nih.gov/2801636/

11. efeito da variação da morfologia dentária e da posição do braquete na correção de primeira e terceira ordem com aparelhos pré-ajustados - PubMed [Internet]. [citado 2023 Jun 10]. Disponível em: https://pubmed.ncbi.nlm.nih.gov/10474107/

12 . van Loenen M, Degrieck J, De Pauw G, Dermaut L. Morfologia do dente anterior e seu efeito no torque. Eur J Orthod. 2005 Jun 1;27(3):258-62.

13. Vigorito J, Moresca R, Dominguez G, Tortamano A. Influência da convexidade do incisivo central superior na expressão do torque de braquetes pré-ajustados. J Clin Orthod JCO. 2006 Feb 1;40:42-6.

14. o efeito do posicionamento vertical do braquete no torque e na tensão resultante no ligamento periodontal - um estudo de elementos finitos | Progress in Orthodontics | Full Text [Internet]. [citado 2023 Jun 10]. Disponível em: https://progressinorthodontics.springeropen.com/articles/10.1186/s40510-014-0050-0

15. Kong WD, Ke JY, Hu XQ, Zhang W, Li SS, Feng Y. Aplicações da tomografia computorizada de feixe cónico para avaliar os efeitos das morfologias das coroas labiais e dos ângulos do colo no torque dos dentes anteriores superiores. Am J Orthod Dentofacial Orthop. 2016 Nov 1;150(5):789-95.

16. Papageorgiou SN, Sifakakis I, Keilig L, Patcas R, Affolter S, Eliades T, et al. Diferenças de torque de acordo com a morfologia do dente e colocação do braquete: um estudo de elementos finitos. Eur J Orthod. 2017 Ago 1;39(4):411-8.

17 . Maheshwari RK, Garg A, Virang B, Bhadauria US. O efeito da morfologia do dente e do posicionamento do suporte vertical na tensão resultante no ligamento periodontal - um estudo tridimensional de elementos finitos. Med Pharm Rep. 2019 Jul;92(3):294-9.

18 - Controlo da Inclinação Buco-lingual dos Incisivos Centrais Superiores com Alinhadores: A Comparison with Conventional and Self-Ligating Brackets [Internet]. [cited 2024 Mar 15]. Disponível em: https://www.hindawi.com/journals/bmri/2018/9341821/

19. (PDF) O ponto de inflexão: uma referência de torque para o posicionamento do braquete lingual na curvatura da superfície palatina do incisivo central superior | Abdel Hadi Kanj - Academia.edu [Internet]. [citado 2024 mar 15]. Disponível em: https://www.academia.edu/79917492/The_inflection_point_a_torque_reference_for_lingual_bracket_positioning_on_the_palatal_surface_curvature_of_the_maxillary_central_incisor

20. Tepedino M, Paiella G, Iancu Potrubacz M, Monaco A, Gatto R, Chimenti C. Variabilidade dimensional de slots e arcos ortodônticos: uma análise da expressão do torque e implicações clínicas. Prog Orthod. 2020 Sep 14;21(1):32.

21 . Harikrishnan P, Magesh V, Ajayan AM, JebaSingh DK. Finite element analysis of torque induced orthodontic bracket slot deformation in various bracket-archwire contact assembly. Programas de Métodos Computacionais Biomédicos. 2020 Dec;197:105748.

22. avaliação da expressão de torque com diferentes posições de braquetes e diferentes ângulos coronário-radicular do incisivo central superior - um estudo tridimensional por elementos finitos - IJODR [Internet]. [citado 2024 mar 15]. Disponível em: https://www.ijodr.com/html-article/18042

23. (PDF) A configuração híbrida do aparelho ortodôntico fixo labial [Internet]. [citado 2024 mar 15]. Disponível em: https://www.researchgate.net/publication/364950084_The_hybrid_setup_of_the_labial_fixed_orthodontic_appliance

24. Germane N, Bentley B, Isaacson RJ, Revere JH. A morfologia dos

caninos em relação aos aparelhos pré-ajustados. Angle Orthod. 1990;60(1):49-54.

25. Variação na morfologia dos incisivos centrais superiores encontrada nas más oclusões de classe II, divisão 2 - PubMed [Internet]. [citado 2023 ago 4]. Disponível em: https://pubmed.ncbi.nlm.nih.gov/6933852/

26. Harris EF, Hassankiadeh S, Harris JT. Relações entre a coroa e a raiz do incisivo superior em diferentes más oclusões angulares. Am J Orthod Dentofac Orthop Off Publ Am Assoc Orthod Its Const Soc Am Board Orthod. 1993 Jan;103(1):48-53.

27. Huang Y, Keilig L, Rahimi A, Reimann S, Eliades T, Jäger A, et al. Modelação numérica das capacidades de binário dos brackets autoligáveis e convencionais. Am J Orthod Dentofac Orthop Off Publ Am Assoc Orthod Its Const Soc Am Board Orthod. 2009 Nov;136(5):638-43.

28. Kaley J, Phillips C. Factores relacionados com a reabsorção radicular na prática edgewise. Angle Orthod. 1991;61(2):125-32.

29. reabsorção da raiz do incisivo superior durante o estágio II da técnica de Begg: Dois Relatos de Caso - A. M. Hall, 1978 [Internet]. [cited 2023 Aug 4]. Disponível em: https://journals.sagepub.com/doi/10.1179/bjo.5.1.47

30. Gioka C, Eliades T. Variação induzida por materiais na expressão do torque de aparelhos pré-ajustados. Am J Orthod Dentofac Orthop Off Publ Am Assoc Orthod Its Const Soc Am Board Orthod. 2004 Mar;125(3):323-8.

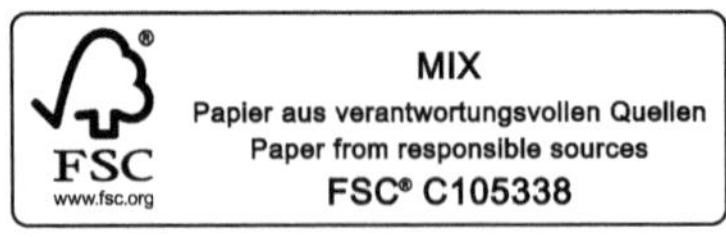

Printed by Books on Demand GmbH, Norderstedt / Germany